BEI GRIN MACHT SICH IHR WISSEN BEZAHLT

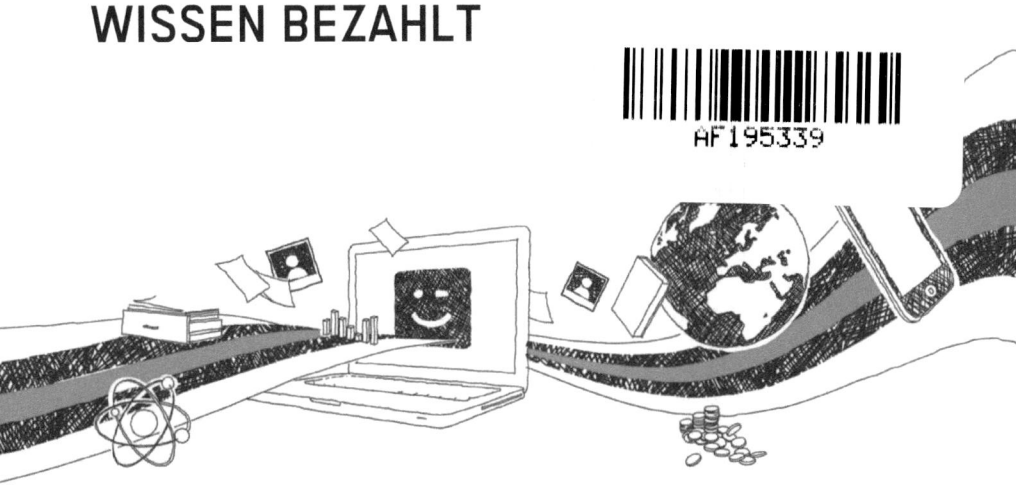

- Wir veröffentlichen Ihre Hausarbeit, Bachelor- und Masterarbeit

- Ihr eigenes eBook und Buch - weltweit in allen wichtigen Shops

- Verdienen Sie an jedem Verkauf

Jetzt bei www.GRIN.com hochladen und kostenlos publizieren

Heiko Schumann

Intervention Rettungsdienst

Die Bedeutung gesundheitswissenschaftlicher Zusammenhänge und
Ansätze für die praktische Arbeit im Gesundheitswesen

GRIN Verlag

Bibliografische Information der Deutschen Nationalbibliothek:

Die Deutsche Bibliothek verzeichnet diese Publikation in der Deutschen Nationalbibliografie; detaillierte bibliografische Daten sind im Internet über http://dnb.d-nb.de/ abrufbar.

Dieses Werk sowie alle darin enthaltenen einzelnen Beiträge und Abbildungen sind urheberrechtlich geschützt. Jede Verwertung, die nicht ausdrücklich vom Urheberrechtsschutz zugelassen ist, bedarf der vorherigen Zustimmung des Verlages. Das gilt insbesondere für Vervielfältigungen, Bearbeitungen, Übersetzungen, Mikroverfilmungen, Auswertungen durch Datenbanken und für die Einspeicherung und Verarbeitung in elektronische Systeme. Alle Rechte, auch die des auszugsweisen Nachdrucks, der fotomechanischen Wiedergabe (einschließlich Mikrokopie) sowie der Auswertung durch Datenbanken oder ähnliche Einrichtungen, vorbehalten.

Impressum:

Copyright © 2012 GRIN Verlag GmbH
Druck und Bindung: Books on Demand GmbH, Norderstedt Germany
ISBN: 978-3-656-19760-7

Dieses Buch bei GRIN:

http://www.grin.com/de/e-book/194446/intervention-rettungsdienst

GRIN - Your knowledge has value

Der GRIN Verlag publiziert seit 1998 wissenschaftliche Arbeiten von Studenten, Hochschullehrern und anderen Akademikern als eBook und gedrucktes Buch. Die Verlagswebsite www.grin.com ist die ideale Plattform zur Veröffentlichung von Hausarbeiten, Abschlussarbeiten, wissenschaftlichen Aufsätzen, Dissertationen und Fachbüchern.

Besuchen Sie uns im Internet:

http://www.grin.com/

http://www.facebook.com/grincom

http://www.twitter.com/grin_com

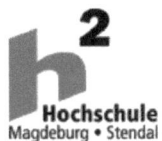

Hochschule Magdeburg - Stendal

FB Wirtschaft - Fernstudium

Management im Gesundheitswesen

Intervention Rettungsdienst

Die Bedeutung gesundheitswissenschaftlicher Zusammenhänge und Ansätze für die praktische Arbeit im Gesundheitswesen.

Auswirkungen aktueller gesundheitsbezogener Datenerhebung für den Rettungsdienst in Ausbildung und Organisation

Heiko Schumann

2012

Zusammenfassung

Die vorliegende Erhebung untersucht Gesundheit im Rettungsdienst innerhalb und zwischen den Organisationen der Berufsfeuerwehr und der Hilfsorganisationen bezogen auf die Unterschiede der beruflichen Skalenmerkmale Einfluss- und Entwicklungsmöglichkeiten, Wohlbefinden, Beschwerden und Outcomes.

204 Einsatzkräfte im Rettungsdienst wurden mittels standardisiertem Fragebogen (Copenhagen Psychosocial Questionaire (COPSOQ, dt. Version) und dem Well-Being-Index (WHO-5)) in einer Querschnittstudie befragt.

Wie die Ergebnisse zeigen, führen weitreichende Handlungsspielräume und Einfluss- und Entwicklungsmöglichkeiten der Einsatzkräfte zu einem besseren Gesundheitszustand, höherem Wohlbefinden verbunden mit geringeren Stress- und Burnoutwerten. Vor diesem Hintergrund gilt zu beachten, dass die Faktoren Lebensalter (nur wenige Einsatzkräfte älter als 45 Jahre) und Dienstalter von Einsatzkräften gewichtige determinierende Variablen darstellen.

Es zeigten sich signifikante Zusammenhänge zwischen den Einfluss- und Entwicklungsmöglichkeiten, dem Wohlbefinden und dem Gesundheitszustand.

Zwischen den Organisationen der Berufsfeuerwehr und den Hilfsorganisationen im Rettungsdienst ist der Einfluss der Arbeit, der Entscheidungsspiel und die Entwicklungsmöglichkeiten signifikant.

Mit steigendem Alter und Dienstzeit ist im Allgemeinen eine Abnahme des Wohlbefindens zu verzeichnen. Bei einer diesbezüglichen Betrachtung zwischen BFW und dem RD HIOs ist zu beobachten, dass hier das Wohlbefinden bei den HIOs im Gegensatz zur BFW mit zunehmendem Alter ansteigt.

Die Intervention im Rettungsdienst erfolgt auf der Grundlage der Ergebnisse, die sich aus der Betrachtung organisationsbezogener Ressourcen (insbesondere Einfluss- und Entwicklungsmöglichkeiten) als auch individueller Ressourcen (u.a. Gesundheit, Wohlbefinden) ergeben. Vor diesem Hintergrund ist die Kompetenzerhöhung des Fachpersonals im Rettungsdienst, insbesondere unter Berücksichtigung der demographischen Entwicklung, eine ernstzunehmende Herausforderung und eine dringend umzusetzende Aufgabe der Ausbildungseinrichtungen im Rettungsdienst und entsprechenden Organisationen.

Inhaltsverzeichnis

Zusammenfassung	II
Abkürzungsverzeichnis	IV
Abbildungsverzeichnis	V
Tabellenverzeichnis	V

1	Einleitung		1
2	Theoretischer Rahmen		2
	2.1	Definitionen im Rettungswesen	2
	2.2	Stand der Wissenschaft	3
	2.3	Modell Wohlbefinden und Lebenszufriedenheit	4
	2.4	Job-Demand-Control-(Support)-Model (DCSM)	5
3	Thema und Entwicklung der Fragestellung		6
4	Methode		7
	4.1	Stichprobenbeschreibung	8
	4.2	Aufbau des eingesetzten Fragebogens	9
	4.3	Auswertungsinstrument	11
5	Ergebnisse		12
6	Diskussion der Ergebnisse		16
7	Fazit und Ausblick		19
8	Literaturverzeichnis		21
9	Anhang		26

Abkürzungsverzeichnis

BFW	Berufsfeuerwehr
COPSOQ	Copenhagen Psychosocial Questionaire
DB	Datenbank
DCSM	Demand-Control-(Support)-Model
Destatis	Statistisches Bundesamt
DIN	Deutsche Industrienorm
ebd.	ebenda
EK	Einsatzkräfte
EN	Europanorm
FB	Fachbereich
FFAS	Freiburger Forschungsstelle für Arbeits- und Sozialmedizin
GERD	Gesunde Einsatzkräfte im Rettungsdienst
HIOs	Hilfsorganisationen
JDCM	Job-Demand-Control-Model
N	Anzahl
NIOH	National Institut for Occupational Health
PTBS	Posttraumatische Belastungsstörung
r	Korrelationskoeffizient
RD	Rettungsdienst
RettAss	Rettungsassistent (RA)
RettAssG	Rettungsassistentengesetzes
RettAssPrV	Ausbildungs- und Prüfungsverordnung für Rettungsassistentinnen
RettSan	Rettungssanitäter (RS)
RTW	Rettungswagen
SD	Standardabweichung
vs.	versus
WBI	Well-Being Index
WFC	Work Family Conflict
WHO	World Health Organisation

Abbildungsverzeichnis

Abb.	Thema	Seite
Abb. 1	Skalen Einfluss- und Entwicklungsmöglichkeiten RD HIOs	13
Abb. 2	Skalen Einfluss- und Entwicklungsmöglichkeiten RD BFW	13
Abb. 3	Verlauf Wohlbefinden zum Alter im RD zwischen BFW und HIOs	15

Tabellenverzeichnis

Tab. 1	Übersicht Stichprobe Schumann (2011) und Vergleichsgruppen	8
Tab. 2	Fragekatalog Skalen verkürzter deutscher COPSOQ mit Cronbach´s alpha	10
Tab. 3	Fragekatalog WHO 5 Fragebogen zum Wohlbefinden	11
Tab. 4	T-Test für die Mittelwertgleichheit bei unabhängigen Stichproben BFW RD und HIOs RD	12
Tab. 5	Pearson Korrelationsmatrix von ausgewählten Skalenmerkmalen	14

1 Einleitung

Im Rahmen dieser Erhebung beleuchtet der Autor die „Gesundheit von Einsatzkräften im deutschen Rettungsdienst" und die sich daraus ergebenden Auswirkungen von Einfluss- und Entwicklungsmöglichkeiten auf das Wohlbefinden im Rettungsdienst/Feuerwehr auf die Gesundheit.

Im Jahr 2010 waren ca. 56000 Beschäftigte im Rettungsdienst der Bundesrepublik Deutschland (destatis, 2010) tätig. Die Belastungen im Rettungsdienstalltag werden von den Einsatzkräften im Rettungsdienst unterschiedlich gut verarbeitet. Die psychische Stabilität sowie die Arbeitszufriedenheit und die Gesundheit werden durch täglich hohe Anforderungen, ständig wechselnde Notfallsituationen (Tod, Leid, Elend) und belastende Arbeitsbedingungen unterschiedlich beeinflusst (Schumann, 2011). Der Beruf des Rettungsassistenten wird durch ein facettenreiches Kompetenz- und Anforderungsprofil charakterisiert speziell mit wechselnden Arbeitsanforderungen und Arbeitsbedingungen, Warten in ständiger Einsatzbereitschaft, sekundenschnelle Entscheidungsfindung oder speziellen Arbeitsgefahren.

„Vor dem Hintergrund des demographischen Wandels und der zunehmenden Zahl älterer Mitarbeiter – auch im Rettungsdienst – sind die Arbeitgeber, aber auch die Mitarbeiter selbst gefordert, die psychische und physische Gesundheit der Rettungsdienstmitarbeiter zu erhalten" (Gebhardt, Klußmann, Maßbeck, Topp & Steinberg, 2006, S. 126).

In allen Industriestaaten führt die demographische Entwicklung im Gesundheitswesen / Rettungsdienst zu bedeutenden Finanzierungsproblemen und ist somit eine zusätzliche Aufforderung an eine effiziente Gesundheitsforschung. „Die Herausforderungen früh zu erkennen und Probleme offen zu benennen, ist der beste Weg, sie zu lösen" (Köhler, 2008).

2 Theoretischer Rahmen

2.1 Definitionen im Rettungswesen:

An dieser Stelle werden Begriffe, in Anlehnung an die DIN EN 13050, aus dem Rettungswesen kurz erläutert.

Rettungsdienst (RD)

Der Rettungsdienst, teilweise auch als Rettungswesen in der Fachliteratur bezeichnet, hat die Aufgabe, medizinische Notfälle z.B. Erkrankungen, Verletzungen, Vergiftungen sowie Störung der Vitalfunktionen rund um die Uhr Sach- und Fachgerecht zu versorgen, um das Leben zu erhalten und Leben zu retten. Hierfür werden bei medizinischen Notfällen qualifiziertes Fachpersonal wie Notarzt, Rettungsassistent und Rettungssanitäter eingesetzt. In der Bundesrepublik Deutschland hat jedes Bundesland ein eigenes Rettungsdienstgesetz.

Rettungsfachpersonal

Als Rettungsfachpersonal werden Einsatzkräfte bezeichnet, die eine Tätigkeit als Rettungsassistent oder Rettungssanitäter wahrnehmen.

Rettungsassistent (RettAss, RA)

Die Aufgabe des Rettungsassistenten ist die eigenständige Versorgung von Notfallpatienten, die Herstellung der Transportfähigkeit und Transportdurchführung bis zum Eintreffen des Notarztes. Der Rettungsassistent ist mit einer Ausbildungsdauer von 2 Jahren der einzig gesetzlich geregelte Ausbildungsberuf auf Bundesebene im deutschen Rettungsdienst. Von einem bundeseinheitliches Ausbildungscurriculum wurde im Interesse einer größeren Organisations- und Dispositionsfreiheit abgesehen.

Rettungssanitäter (RettSan, RS)

Die Aufgabe des Rettungssanitäters ist die Unterstützung des Notarztes und des Rettungsassistenten am Notfallort und die Aufrechterhaltung bzw. Wiederherstellung der Vitalparameter. Weitere Aufgaben des Rettungssanitäters sind die Herstellung der Transportfähigkeit in Zusammenarbeit mit dem Rettungsassistenten und das Fahren des Rettungswagens (RTW). Auf dem Krankentransportwagen (KTW) kann der Rettungssanitäter als Transportführer eingesetzt werden. Das Tätigkeitsfeld des Rettungssanitäters ist kein gesetzlich geregelter Ausbildungsberuf.

2.2 Stand der Wissenschaft

Im Tätigkeitsfeld der Rettungsfachkräfte im Rettungsdienst wurden in den bisherigen wissenschaftlichen Untersuchungen Extremsituationen im Einsatzwesen sowie der Umgang mit Verletzungen oder Erkrankungen analysiert.

Hering & Beerlage (2004) beschrieben die hieraus resultierenden Auswirkungen in Form der Gesundheitsvariablen wie Burnout oder psychisches Wohlbefinden.

Querschnittserhebungen verdeutlichen, dass Burnout nur geringfügig mit potentiell traumatisierten Einsatzmerkmalen zusammenhängt, als vielmehr mit tätigkeitsbezogenen und arbeitsorganisatorischen Belastungen (Beerlage et al., 2007; 2008; 2009).

Ressourcen der Gesundheitskompetenzentwicklung werden insbesondere im Einsatzalltag von organisationsspezifischem „Klima" der sozialen Unterstützung durch Vorgesetzte und Kameraden bzw. Kollegen gesichert (Beerlage et al., 2007).

Nach Runggaldier (1997) resultiert die durchschnittliche Verweildauer von 10,5 Jahre bei Rettungsfachkräften im Rettungsdienst daraus, dass die Berufserwartungen oft nicht mit der Berufswirklichkeit korrelieren. Lasogga & Gasch (2007) stellten in ihrer Untersuchung die besondere Bedeutung der Arbeitszufriedenheit heraus.

Ein weiteres Kriterium für Arbeitszufriedenheit ist die Beteiligung an Entscheidungsprozessen. Fehlende Partizipation kann ein Auslöser für Unzufriedenheit und Fehlbeanspruchungen am Arbeitsplatz mit Folgeerscheinungen sein (Badelt, 2002). Belastungen werden von den Einsatzkräften im Rettungsdienst unterschiedlich verarbeitet. Nach (Bengel 2004) können hohe Belastungen über einen längeren Zeitraum bis zur Berufsaufgabe führen und körperliche und psychische Symptome hervorrufen. Die psychische Stabilität sowie die Gesundheit und die Arbeitszufriedenheit werden durch anhaltend hohe Anforderungen und belastende Arbeitsbedingungen beeinträchtigt.

Weitere Folgen der ungünstigen Arbeitszeitbedingungen sind Kreislaufstörungen, Magen-Darm-Erkrankungen, Fehlernährung und Übergewicht (Beermann, 2008).

Das Erleben von schweren oder tödlichen Verletzungen und Erkrankungen, Misserfolg, fehlendem Feedback, Zeit- bzw. Leistungsdruck und Wechselschichten kennzeichnen die Arbeit des Rettungsdienstes (Bengel, 2004). Belastungsfaktoren im Rettungsdienst sind neben der Aufgabenstruktur die Arbeitsumgebung, psychologisch technische Anforderungen, das Arbeitsaufkommen, die Mehrfachbelastungen, das Zeitmanagement sowie die Rollen- und Interaktionsformen der Organisationsstruktur (ebd.). Der Beruf des Rettungsassistenten zeichnet sich durch komplexe psychische und physische Anforderungs- und Belastungsstrukturen aus (Kühn et al., 2007). Der Arbeitsalltag im Rettungsdienst ist durch den Einfluss physischer Belastungen geprägt, deren Intensität in anderen Berufen so kaum zu beobachten ist (Mühlen, Hesse & Haupt, 2005). Nach Hering (2009) werden in Gruppen mit einer günstigeren Ressourcenausstattung gesündere Einsatzkräfte beobachtet mit einer höheren Verbundenheit zu ihren Organisationen. Stadler (2006) beschreibt die Folgen von Belastungen als Minderung der Arbeitsqualität mit geringerer Leistungsfähigkeit sowie einer Beeinträchtigung von Wohlbefinden und Gesundheit als auch des Burnouts wieder. Commitment, Ausbildungstand, Alter, Arbeitsbedingungen, Entscheidungsfreiheit, Kompetenzen, Herausforderungen der Arbeit, Führungsstil und Merkmale der Organisation sind ebenso bedeutende Einflussfaktoren (Hering, 2009).

2.3 Modell Wohlbefinden und Lebenszufriedenheit

Mit den Auswirkungen und Folgen von Belastung und Beanspruchung als Konstrukt für die Beschreibung von Themen des Wohlbefindens und der Lebenszufriedenheit haben sich unterschiedliche Fachdisziplinen wissenschaftlich befasst. Modelle der differentiellen Psychologie zum subjektiven Wohlbefinden (Mayring, 1994; Becker, 1994; Franze 2002) sind das Vier-Faktoren-Modell von Mayring (1994) sowie das Modell der Dispositionshierachie psychischer Gesundheit nach Franze (2002). Diese setzen sich mit Komponenten von Lebensqualität als breitem Gebiet der Wissenschaft auseinander.

In Franze (2002) wird die Bedeutung in der wissenschaftlichen Diskussion der klinischen Psychologie zu Konzepten der psychischen Gesundheit und den Dimensionen des psychological well-beeing herausgestellt.
Nach Heringshausen, Karutz und Brauchle (2010) besteht der arbeitsmedizinische und organisationspsychologische Schwerpunt der Forschung im Zusammenhang der Bedeutung von Belastungs- und Beanspruchungskonzepten in der individuellen Gesundheitsentwicklung sowie den Auswirkungen im sozialen und familiären Bereich. Im Rettungsdienst sind die hohen Belastungen und Beanspruchungen wertneutral zu bewerten und lassen sich nicht kausal mit einer Beeinträchtigung von

Wohlbefinden definieren. Die hier in der Hausarbeit untersuchten Einsatzkräfte im Rettungsdienst sehen sich mit einer Merkmalsliste hoher Anforderungen konfrontiert (ebd).

Im Rettungsdienst werden Belastungsfaktoren von Einsatzkräften in der Arbeitsorganisation, den Arbeitsbedingungen, der Arbeitstätigkeit als auch in den sozialen Beziehungen gesehen. Die Darstellung des Wohlbefindens erfolgt als temporärere (kurz-, mittel-, langfristig) Gesamtheit positiver Gefühle und Stimmungen unter Berücksichtigung von Umwelteinflüssen und dazugehörigen Bewertungsprozessen durch die Person (ebd.). Costa (2003) hebt die Qualität und das Ausmaß von sozialer Unterstützung (insbesondere familiärer Unterstützung) sowie die individuelle Gesundheitsentwicklung hervor.

Zusammenfassend wird in Abhängigkeit von der Art der Belastung von Beanspruchungsfolgen die Bedeutung von individuellen Copingstrategien der Qualität sozialer Integration und Unterstützung durch den Familienverband für die Gesundheit im Rettungsdienst betont.

2.4 Job-Demand-Control-(Support)-Model (DCSM)

Im Kontext arbeitsbezogener Stressforschung gehört das Job-Demand-Control-Model (JDCM) zu den bedeutendsten organisations- und arbeitspsychologischen Anforderungs- und Ressourcenmodellen (Karasek & Theorell, 1990).

Der Zusammenhang zwischen gesundheitlich relevanten Anforderungen, Belastungen sowie Belastungsfolgen kann mit Hilfe des JDCM von Karasek & Theorell (1990) abgebildet werden (Akerboom & Maes 2006; Friedel & Orfeld 2002). Das JDCM beschreibt Zusammenhänge zwischen Arbeitsanforderungen (job demand) und Handlungsspielraum/Kontrolle (control) und setzt sich mit den Themen von Arbeitsbelastung, arbeitsbezogener Gesundheit sowie der Organisationsentwicklung auseinander. Umfangreiche Handlungsspielräume und soziale Unterstützung wirken negativen Berufsanforderungen protektiv entgegen (Nübling et al. 2005). Das Modell von Karasek wurde durch Johnson, Hall & Theorell (1989) um den Faktor der sozialen Unterstützung in Organisationen (social support) (DCSM) erweitert. Nach Hering (2009) führen die Einflussnahme und die Kontrolle über die Ausführung der Arbeit und den damit verbundenen Anforderungen zu einer Beeinflussung des Gesundheitszustandes der Beschäftigten.

Zusammengefasst reflektiert das DCSM das gesundheitliche Risiko, resultierend aus den Arbeitsbelastungen (z.B. Zeit- und Leistungsdruck), den Kontrollmöglichkeiten (Handlungsspielräume) und der sozialen Unterstützung (z.B. Vorgesetzte) wider.

3 Thema und Entwicklung der Fragestellung

Im Mittelpunkt der Arbeit steht eine Intervention im Rettungsdienst auf der Grundlage gesundheitswissenschaftlicher Zusammenhänge und Ansätze.
Es werden Auswirkungen aktueller gesundheitsbezogener Datenerhebungen für den Rettungsdienst in der Ausbildung und der Organisation beschrieben. Erstmalig werden der Zusammenhang und die Auswirkungen von Einfluss- und Entwicklungsmöglichkeiten auf das Wohlbefinden und den Gesundheitszustand zwischen den Gruppen der Hilfsorganisationen und Berufsfeuerwehr im Rettungsdienst aufgezeigt.
Die in der Erhebung dargestellten Modelle dienen dazu, das Thema Gesundheit und Wohlbefinden im Ausbildungs- und Organisationsprozess abzuleiten. Hierbei bekommt die Betrachtung des Skalenmerkmales Einfluss- und Entwicklungsmöglichkeiten und deren Auswirkungen auf die Gesundheit und das Wohlbefinden in der Organisation eine besondere Bedeutung. Das Job-Demand-Control-(Support)-Model (DCSM) sowie das Modell zum Wohlbefinden / Lebenszufriedenheit werden dem Anspruch gerecht, Gesundheit als Bestandteil komplexer und transparenter Vernetzung zu betrachten. Damit wird für Einsatzkräfte in der Organisation und der Ausbildung eine Plausibilität geschaffen, die unter Anforderungsbelastung nutzbar ist, um Veränderungsprozesse für eine Gesundheitsorientierung einzuleiten.
Als langfristiges Ziel mit Zukunftsoption ist die Implementierung gesundheitswissenschaftlicher Ansätze als Bestandteil des RettAssPrV und des RettAssG in der Ausbildung zu betrachten. Dieser Entwicklungsprozess muss dort beginnen wo "Nachwuchs"-Einsatzkräfte ihren Einstieg in den Berufsalltag haben. Vor dem Hintergrund gewonnener Erkenntnisse ergibt sich für die zukünftige Ausbildung von Einsatzkräften im Rettungsdienst die Notwendigkeit, zunehmend in die Bereiche der Gesundheitsförderung und -prävention zu investieren. Der Autor dieser Arbeit ist Schulleiter einer staatlich anerkannten Rettungsdienstschule und versucht mit dem Projekt "Gesunde Einsatzkräfte im Rettungsdienst – GERD" Zukunftswege aufzuzeigen.

Fragestellungen

1. Welche Auswirkungen haben die Unterschiede zwischen den Stichproben der Berufsfeuerwehr und der Hilfsorganisationen bezogen auf die Skalenmerkmale Einfluss- und Entwicklungsmöglichkeiten und Gesundheitszustand sowie dem Wohlbefinden im Rettungsdienst?

2. Welche Zusammenhänge bestehen zwischen den Skalenmerkmalen Einfluss- und Entwicklungsmöglichkeiten, Gesundheitszustand und dem Wohlbefinden?

3. Welche Schlussfolgerungen und Handlungsansätze lassen sich als „Intervention Rettungsdienst" für die Praxis ableiten?

4 Methode

Grundlage dieser Erhebung sind die Ergebnisse einer quantitativen Querschnittsstudie des Autors aus dem Jahr 2011 im Rahmen der Bachelorarbeit, in der 204 Einsatzkräfte aus dem Rettungsdienst in Deutschland befragt wurden.
Der eingesetzte Fragenbogen besteht aus dem Copenhagen Psychosocial Questionaire (COPSOQ) und dem WHO Fünf der World Health Organization zum Wohlbefinden. Befragt wurden 475 Einsatzkräften im Rettungsdienst / Berufsfeuerwehr aus Sachsen-Anhalt, Sachsen, Niedersachen, Berlin und Brandenburg. Die Rücklaufquote der Fragebögen betrug 42,9% (204 FB). 51 (25%) Einsatzkräfte der Berufsfeuerwehr verfügen nicht über eine Rettungsdienstausbildung und bleiben im weiteren Verlauf unberücksichtigt. Die Datenerhebung erfolgte anonym und freiwillig in schriftlicher Form mittels standardisiertem Fragebogen in einem verschlossenem A4 Umschlag. Das Auswahlkriterium für die Stichprobe der Rettungsdiensteinsatzkräfte war eine mindestens einjährige hauptamtliche aktive Zugehörigkeit zum Rettungsdienst oder Feuerwehr.

Die externen Vergleichsgruppen (Tab. 1) sind ein Auszug aus der COPSOQ Datenbank der Freiburger Forschungsstelle für Arbeits- und Sozialmedizin – FFAS (Nübling 2011, persönliche Mitteilung) sowie der COPSOQ Datenbank (DB) von Heringshausen 2011 (persönliche Mitteilung). Durch die Verwendung des standardisierten COPSPOQ Fragebogens ist die Vergleichbarkeit der Daten untereinander gegeben.

Tab. 1: Übersicht Stichprobe Schumann (2011) und Vergleichsgruppen

Herkunft	Untersuchte Gruppen	N
Fragebögen Schumann (2011)	Rettungsdienst	153
	Feuerwehr	51
	RD / BFW gesamt	204
COPSOQ Datenbank FFAS Nübling (pers. Mitteilung 2011)	Rettungsdienst	881
COPSOQ Datenbank FFAS Nübling (pers. Mitteilung 2011)	Alle Berufe	>35000
Heringshausen (pers. Mitteilung 2011)	Rettungsdienst / Feuerwehr	545

Quelle: eigene Erstellung

4.1 Stichprobenbeschreibung

Von den 204 hauptamtlichen Einsatzkräften (EK) sind insgesamt 153 (75%) Rettungsdienstfachkräfte (HIOs & BFW mit RD).
Die untersuchte Stichprobe setzt sich aus 84 (41,2%) EK der HIOs, 120 (58,8%) EK der Berufsfeuerwehr zusammen, von denen 69 (33,8%) über eine zusätzliche Rettungsdienstausbildung verfügen. Ein Großteil der Einsatzkräfte stammt aus Sachsen-Anhalt. Das Durchschnittsalter der untersuchten Rettungsdiensteinsatzkräfte (N=153) betrug 34,13 Jahre (SD 7,13). Die jüngste Einsatzkraft war zum Erhebungszeitpunkt 21 Jahre und die älteste 62 Jahre. Im 24 Stundenschichtmodell arbeiten 123 Einsatzkräfte, 17 (+69) im 12 Stunden- und 13 im 8 Stundenschichtmodell. Eine Spezialform des Schichtmodells bildet die Gruppe der Berufsfeuerwehr im Rettungsdienst, diese Gruppe fährt innerhalb eines 24 Stundenschichtsystems sowohl 12 Stunden Rettungsdienst als auch 12 Stunden Feuerwehr. Unter Berücksichtigung

dieser Besonderheit kommt es zu einer Mehrheitsverschiebung des Schichtmodells, 54 EK im 24 Stunden- und 86 EK in den 12 Stundenschichtmodellen. Der Mittelwert der Wochenarbeitszeit im deutschen Rettungsdienst liegt mit 50,05 Stunden ca. 10 Stunden über Regelarbeitszeit laut Arbeitszeitgesetz. In Abhängigkeit des Einsatzgebietes variiert die durchschnittliche Einsatzfrequenz im RD, der Mittelwert in 12 Stunden beträgt 6,12 Einsätze (SD 2,30).

4.2 Aufbau des eingesetzten Fragebogens

Als Screening-Instrument für die Einsatzkräfte im Rettungsdienst und der Feuerwehr. eignet sich der COPSOQ (in deutscher verkürzten Version von Nübling, 2005). Bezugnehmend auf die COPSOQ Fragebogenbatterie lagen Erfahrungen von Gebhardt et al. (2006) und Heringshausen (2009) vor. Gebhardt et al. (2006) untersuchten mittels standardisiertem COPSOQ Fragebogen im Jahr 2004 Belastungs- und Beanspruchungssituationen im Rettungsdienst und Heringshausen (2009) zu Auswirkungen verschiedener Arbeitszeit- und Schichtmodelle im Rettungsdienst auf die Gesundheit und das Wohlbefinden.

Der vom Autor eingesetzte Fragebogen (2010-2011) verwendet für die Hausarbeit die Skalen Einfluss- und Entwicklungsmöglichkeiten, Beschwerden und Outcomes.

Der COPSOQ Fragebogen

Folgende Skalen wurden für die Untersuchung der Einsatzkräfte im Rettungsdienst und der Feuerwehr eingesetzt (vgl. S.10, Tab. 2):

- Einfluss- und Entwicklungsmöglichkeiten (19 Items, 5 Subscalen) sowie
- Beschwerden und Outcomes (1 Item).

Tab. 2: Fragekatalog Skalen verkürzter deutscher COPSOQ

Stichprobe Schumann 2011 mit Cronbach´s alpha (N=153)

Skala (bzw. Einzelitem)	Herkunft	N Items	Fragenummern	Reliabilität Cronbach´s α (N=153) Schumann 2011
Einfluss und Entwicklungsmöglichkeiten		(19)		
Einfluss bei der Arbeit	COPSOQ	4	B3: 1-4	.687
Entscheidungsspielraum	COPSOQ	4	B3: 5-8	.638
Entwicklungsmöglichkeiten	COPSOQ	4	B4: 1, B5: 1-3	.739
Bedeutung der Arbeit	COPSOQ	3	B5: 4-6	.828
Verbundenheit mit dem Arbeitsplatz (Commitment)	COPSOQ	4	B5: 7-10	.652
Beschwerden, Outcomes		(1)		
Allgemeiner Gesundheitszustand	EQ-5D	1	B12	Einzelitem
Summe		20		

Quelle: Schumann 2011 in Anlehnung: Nübling, M., Stößel, U., Hasselhorn, H.-M., Michaelis, M., Hofmann, F. (2005). Methoden zur Erfassung psychischer Belastungen - Erprobung eines Messinstrumentes (COPSOQ).

Durch die Berechnung von Cronbach's alpha wird mittels Reliabilitätsanalyse ermittelt, inwieweit die Zusammenstellung einzelner Items zu einem Test sich als brauchbar oder unbrauchbar erweisen. Cronbach's alpha wird in der hier vorliegenden Studie betragsgemäß einen Reliabilitätskoeffizientwert von 0 – 1 einnehmen, dabei gilt ein Wert ≤0,5 als inakzeptabel und interpretierbar. Die interne Konsistenz, Cronbach's alpha, ist mit Ausnahme des Einzelitems Gesundheitszustand als ausreichend zu betrachten und somit aus statistischer Sicht auswertbar.

Ein Vergleich mit COPSOQ Referenzdaten ist durch die Kooperation mit dem Freiburger Forschungsinstitut für Arbeits- und Sozialmedizin (FFAS) (Nübling 2011, Rettungsdienst N=881, durch Auszug aus der COPSOQ-Datenbank alle Berufe N>35.000, persönliche Mitteilung) sowie Heringshausen (2011) (Rettungsdienst N=545, COPSOQ Daten - persönliche Mitteilung) gangbar und erweitert die Interpretation aufgrund der bestehenden Datenlage (vgl. Tab. 1 und Anhang Tab. 6).

Der WHO-FÜNF (Well-Being Index) Fragenbogen

Der Well-Being Index der Weltgesundheitsorganisation (WHO-5) ist in nachfolgender Tab. 3 dargestellt. Die Skala zum subjektiven Wohlbefinden (Cronbach's alpha beträgt $\alpha > 0{,}9$) zeigt eine hohe interne Konsistenz und ist hervorragend auswertbar.

Tab.3 Fragekatalog WHO 5 Fragebogen zum Wohlbefinden

Skala (bzw. Einzelitem)	Herkunft	N Items	Fragenummern	Reliabilität Cronbach´s α (N=153) Schumann 2011
Wohlbefinden	WHO 5	5	B16: 1-5	.901
Summe		5		

Quelle: Schumann 2011 in Anlehnung: WHO Fünf (Version 1998). Psychiatric Research Unit, WHO Collaborating Center for Mental Health, Fredriksborg General Hospital, DK-3400 Hillerod

4.3 Auswertungsinstrument der Erhebung

Die Berechnung und Auswertung der erhobenen Daten erfolgte mit dem Statistikprogramm SPSS Statistics 18® für Windows (Bühl, 2011).

Es wurde ein Vergleich zwischen Einsatzkräften der Hilfsorganisationen und der Berufsfeuerwehr im Rettungsdienst geführt und die Skalen Einfluss- und Entwicklungsmöglichkeiten, Wohlbefinden und Outcomes untersucht.

Gerechnet wurden mit SPSS 18® Mittelwerte, t-Tests nach Student für unabhängige Stichproben sowie eine Korrelation nach Pearson. Die Reliabilität wird durch den Wert Cronbach's alpha dargestellt. Um Ergebnisse miteinander vergleichen zu können, wurde die Stichprobe für die Berechnung in 2 Gruppen geteilt, den Rettungsdienst der Hilfsorganisationen sowie den Rettungsdienst der Berufsfeuerwehr.

5 Ergebnisse

In diesem Abschnitt werden die Skalenmerkmale Einfluss- und Entwicklungsmöglichkeiten und Wohlbefinden von Rettungsdienstfachkräften der Hilfsorganisation und der BFW graphisch dargestellt und einzelne Determinanten, die die Gesundheit beeinflussen beschrieben.

Einfluss und Entwicklungsmöglichkeiten

Die Einsatzkräfte der Hilfsorganisationen nehmen den Einfluss bei der Arbeit ($p \leq 0,001$), den Entscheidungsspielraum ($p \leq 0,001$) und die Entwicklungsmöglichkeiten ($p \leq 0,05$) signifikant stärker wahr, als ihre Berufskollegen in der Vergleichsgruppe der Beamten Feuerwehrleute im Rettungsdienst (Tab. 4, Abb.1 u. 2).

Tab. 4 T-Test für die Mittelwertgleichheit bei unabhängigen Stichproben BFW RD und HIOs RD

Split Schumann		N	Mittelwert	Sig. (2-seitig)	Standardabweichung
Einfluss bei der Arbeit	BFW, Rettung	69	26,81	,000	15,647
	Hilfsorganisation, Rettung	84	39,96	,000	17,837
Entscheidungsspielraum	BFW, Rettung	69	27,45	,000	13,610
	Hilfsorganisation, Rettung	84	40,85	,000	18,799
Entwicklungsmöglichkeiten	BFW, Rettung	69	66,12	,032	14,556
	Hilfsorganisation, Rettung	84	71,28	,032	14,717
Bedeutung der Arbeit	BFW, Rettung	69	73,67	,175	21,419
	Hilfsorganisation, Rettung	84	78,08	,181	18,556
Verbundenheit mit Arbeitsplatz (commitment)	BFW, Rettung	69	60,14	,348	19,027
	Hilfsorganisation, Rettung	84	57,37	,352	17,414
Derzeitiger Gesundheitszustand (Einzelitem, transf. 0-100)	BFW, Rettung	69	78,70	,728	14,942
	Hilfsorganisation, Rettung	84	79,52	,729	14,387
WHO5 Wohlbefinden	BFW, Rettung	69	60,23	,069	20,704
	Hilfsorganisation, Rettung	84	65,62	,077	15,722

Des Weiteren hat die Bedeutung der Arbeit im Rettungsdienst für Einsatzkräfte der Hilfsorganisationen einen höheren Stellenwert, die Verbundenheit mit dem Arbeitsplatz wird jedoch geringer eingestuft als bei Einsatzkräften der Berufsfeuerwehr im Rettungsdienst (vgl. S.13, Abb. 1 und Abb. 2).

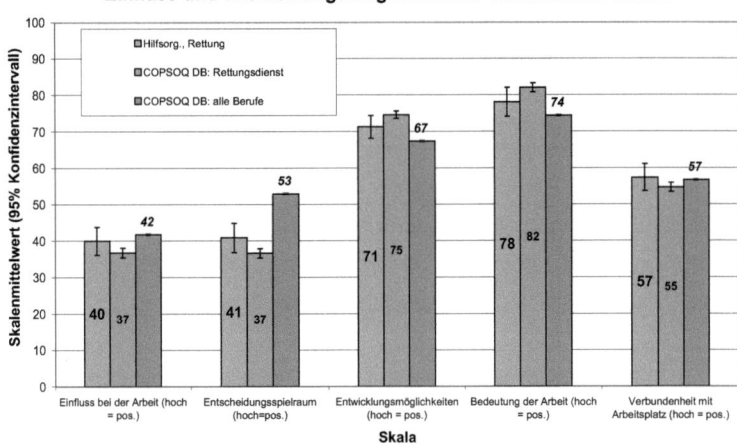

Abb. 1: Skalen Einfluss- und Entwicklungsmöglichkeiten RD HIOs

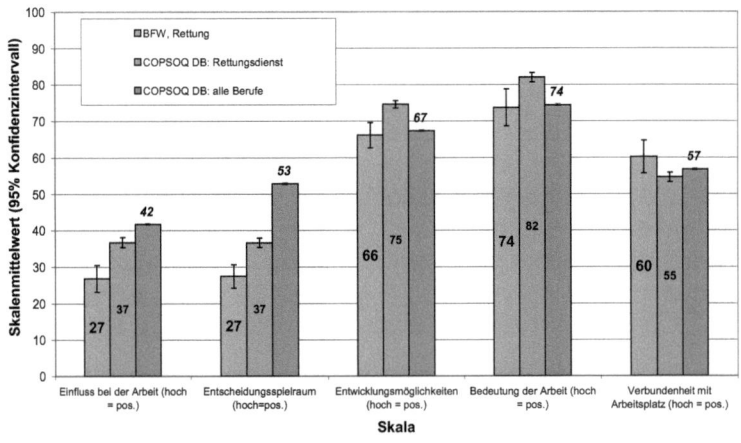

Abb. 2: Skalen Einfluss- und Entwicklungsmöglichkeiten RD BFW

Zusammenhang ausgewählter Skalenmerkmale

Die Pearson Korrelationsmatrix (Tab. 5) stellt ausgewählte Zusammenhänge zwischen Skalenmerkmalen dar.

Tab. 5: Pearson Korrelationsmatrix von ausgewählten Skalenmerkmalen

	1	2	3	4	5	6	7
1. Einfluss bei der Arbeit	1 153						
2. Entscheidungsspielraum	,425 ***						
3. Entwicklungsmöglichkeiten	,093 ns	,102 ns					
4. Bedeutung der Arbeit	-,022 ns	-,111 ns	,643 ***				
5. Verbundenheit mit Arbeitsplatz (commitment)	,135 ns	-,092 ns	,520 ***	,613 ***			
6. WHO 5	,111 ns	,036 ns	,298 ***	,250 **	,152 ns		
7. Alter	-,130 ns	-,215**	-,307 ***	-,270 ***	-,244 **	-,158 *	
8. Gesundheitszstand	,046 ns	-,004 ns	,375 ***	,449***	,351 ***	,423 ***	-,193 *

Basis n=153; p>0,05ns; p≤0,05*; p≤0,01**; p≤0,001***
Quelle: eigene Erhebung Rettungsdienst

In der Untersuchung korrelieren die Entwicklungsmöglichkeiten positiv mit Bedeutung der Arbeit (r=0,643***), Verbundenheit am Arbeitsplatz / Commitment (r=0,520***), Gesundheitszustand (r=0,375***) und negativ mit Alter (r=-0,307***).
Weiterhin korreliert der WHO 5 zum Wohlbefinden positiv mit Entwicklungsmöglichkeiten (r=0,298***), mit Bedeutung der Arbeit (r=0,250) sowie negativ mit Alter (r=-0,158*). Es zeigt sich, dass hohe Werte der Bedeutung der Arbeit sowie hohe Werte zu Entwicklungsmöglichkeiten mit hohem Werten zum Wohlbefinden einhergehen. Nach Schumann (2011) sind hohe Werte zum Wohlbefinden und zum subjektiv ein-

geschätzten Gesundheitszustand mit geringeren Burnout-, Stress-, WFC-Werten verbunden.

In der Auswertung korrelieren hohe Werte der Bedeutung der Arbeit positiv mit hohen Werten der Verbundenheit mit dem Arbeitsplatz / Commitment (r=0,613***). Weiterhin korrelieren der Einfluss bei der Arbeit und der Entscheidungsspielraum positiv miteinander (r=0,425***).

Der Gesundheitszustand korreliert bezogen auf die ausgewählten Skalenmerkmale positiv mit Entwicklungsmöglichkeiten (r=0,375***), Bedeutung der Arbeit (r=0,449***), Verbundenheit mit dem Arbeitsplatz / Commitment (r=0,351) sowie dem WHO 5 zum Wohlbefinden (r=0,423***). Negativ determiniert wird der Gesundheitszustand durch das Alter (r=-193*).

In der graphischen Darstellung Abb.3 werden der Verlauf der Skala Wohlbefinden zum Alter zwischen den zu vergleichenden Gruppen der Hilfsorganisationen und der Berufsfeuerwehr im Rettungsdienst verdeutlicht.
Bedeutsam ist, dass mit zunehmendem Alter im Rettungsdienst der Hilfsorganisationen ein steigendes Wohlbefinden zu beobachten ist. Bei der Berufsfeuerwehr im Rettungsdienst ist mit zunehmendem Alter eine deutliche Abnahme des Wohlbefinden zu beobachten.

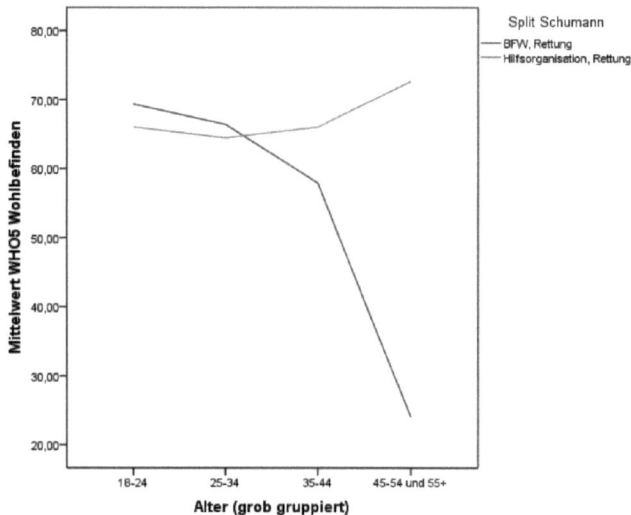

Abb. 3: Verlauf Wohlbefinden zum Alter im RD zwischen BFW und HIOs

6. Diskussion der Ergebnisse

Zu Fragestellungen 1 und 2
Organisationen im Rettungsdienst - Vergleich HIOs vs. BFW / Korrelationen der Skalenmerkmale

In der vorliegenden Hausarbeit fallen insbesondere die signifikanten Unterschiede zwischen den untersuchten Stichproben für das Skalenmerkmal Einfluss- und Entwicklungsmöglichkeiten mit den Items Einfluss der Arbeit, Entscheidungsspielraum, Entwicklungsmöglichkeiten sowie der korrelative Zusammenhang zwischen Einfluss- und Entwicklungsmöglichkeiten, dem Wohlbefinden und dem Gesundheitszustand auf.

Zu vermuten ist, dass geringere (quantitative und emotionale) Anforderungen verbunden mit hohen Werten zu Einfluss- und Entwicklungsmöglichkeiten, zu einem höherem Wohlbefinden und höherem subjektiv wahrgenommenem Gesundheitszustand bei Einsatzkräften im Rettungsdienst führt. Nach Schumann (2011) haben Einsatzkräfte mit geringeren Anforderungen und hohem Werten zu Einfluss- und Entwicklungsmöglichkeiten sowie Wohlbefinden eine höhere Arbeitszufriedenheit, eine höhere Lebenszufriedenheit und damit verbunden eine positiv determinierende Auswirkung auf die Gesundheit.

Die Ergebnisse der erhobenen Items zeichnen ein deutlich positiveres Gesamtbild der Hilfsorganisationen, so werden 6 von 7 Items positiver bewertet als durch Einsatzkräfte der Berufsfeuerwehr im Rettungsdienst. Ein Grund für die schlechtere Bewertung der Skalenmerkmale könnten Probleme im Organisationsklima und der Organisationsstruktur sein. Berufsfeuerwehrleute sind universell ausgebildet, zu einer feuerwehrtechnischen Ausbildung sind viele zusätzliche Ausbildungen und Qualifikationen zu erwerben z.B. (Rettungssanitäter, Rettungsassistent, Höhenretter, Rettungstaucher, Strahlenschutz, Gefahrgut u.v.m.).

Offensichtlich ist, dass an die Einsatzkräfte der Berufsfeuerwehr im Rettungsdienst sehr hohe Anforderungen gestellt werden, da ein ständiger Wechsel zwischen den Spezialisierungen stattfindet. Geringere Einfluss- und Entwicklungsmöglichkeiten führen zu geringerem Wohlbefinden und subjektiv geringerem eingeschätzten Gesundheitszustand der Berufsfeuerwehrleute im Rettungsdienst.

Höchst eindrucksvoll ist der Verlauf des Wohlbefindens in Bezug auf das Alter (vgl. Abb. 3). Zwischen der BFW und den HIOs sind bis zum 34. Lebensjahr kaum Unterschiede im Wohlbefinden zu erkennen, danach ist die Entwicklung bei der Berufsfeuerwehr im Rettungsdienst komplett gegenläufig, d.h. hohe Alterswerte haben niedrige Werte zum Wohlbefinden zur Folge. Unter Berücksichtigung des max. Einstellungsalters der Berufsfeuerwehr bis zum 35. Lebensjahr, ist diese Entwicklung sehr beachtenswert. Trotz geregeltem und im Voraus planbarem Dienstsystem, tarifrechtlicher Besoldung, niedrigem Work-Family Conflict, hohem subjektivem Gesundheitszustand und hohem sozialen Status besteht ein hoher Organisationskonflikt, der zu einem deutlich geringeren Wohlbefinden führt. Ein geringer Einfluss der Arbeitsgestaltung und -organisation sowie ein niedriger Entscheidungsspielraum, Informationsdefizite über Abläufe bei der Arbeit, Konflikte mit den Vorgesetzten, geringe Wertschätzung und Arbeitszufriedenheit sowie fehlendes Commitment führen verbunden mit hohen Anforderungen zu einem geringeren Wohlbefinden.

Die hier vorliegenden Daten dieser Hausarbeit bestätigen die gewonnenen Erkenntnisse von Schumann (2011). Im Vergleich mit der BFW stellt sich bei den Hilfsorganisationen im Rettungsdienst ein komplett anderes Bild dar, hier ist mit der Zunahme des Alterswertes ein Anstieg des Wohlbefindens zu beobachten.

Die Hilfsorganisationen haben trotz geringerer sozialer Absicherung, ungünstigeren Arbeitszeit- und Schichtmodellen sowie geringerer finanzieller Anerkennung und höheren WFC deutlich höhere Werte zum Wohlbefinden insbesondere mit Anstieg des Alterswertes.

Ein Grund hierfür könnte in der Stärkung der Faktoren Einfluss bei der Arbeitsorganisation und –gestaltung, verbunden mit der Erhöhung des Entscheidungsspielraumes zu sehen sein.

Der Zusammenhang zwischen dem Wohlbefinden und dem Alter im Rettungsdienst ist zwar signifikant, zu vermuten ist jedoch, dass determinierende Faktoren, wie die Einfluss- und Entwicklungsmöglichkeiten, großen Einfluss auf die Entwicklung des Wohlbefindens haben. Somit kann nicht automatisch die Annahme erfolgen, dass mit steigendem Alter sich ein niedrigeres Wohlbefinden einstellt.

Einfluss- und Entwicklungsmöglichkeiten

Die Einfluss und Entwicklungsmöglichkeiten im Rettungsdienst weisen signifikante Unterschiede zwischen den Vergleichenden Organisationen der Berufsfeuerwehr und den Hilfsorganisationen auf.

Die COPSOQ Skala Einfluss- und Entwicklungsmöglichkeiten mit den Items Einfluss bei der Arbeit, Entscheidungsspielraum und Entwicklungsmöglichkeiten wird von den Hilfsorganisationen deutlich höher bewertet als von der Berufsfeuerwehr. Die Einsatzkräfte der Hilfsorganisationen arbeiten mit "geringeren" Anforderungen (im Sinne von zusätzlichen Ausbildungen) als ihre Kollegen der BFW. Das flache hierarchische System der HIO´s führt zu einer hohen Autonomie, d.h. sie haben einen größeren Handlungs- und Entscheidungsspielraum, größere Entwicklungsmöglichkeiten als ihre Kollegen der BFW. Einsatzkräften von Hilfsorganisationen im Rettungsdienst wird bei der Gestaltung ihres Dienstalltages auf der Rettungswache sowie in der Organisation ein hoher Handlungs- und Entscheidungsspielraum eingeräumt, die Rettungsfachkräfte können Einfluss auf die Dienstplangestaltung nehmen, Dienste mit Kollegen tauschen und Dienstplanwünsche kurzfristig umzusetzen.

Die Arbeit des Feuerwehrbeamten im Rettungsdienst ist gekennzeichnet durch hohe, sich ständig ändernde Anforderungen und hoher hierarchische Struktur mit geringer Autonomie. Ein Rahmendienstplan strukturiert für Einsatzkräfte im Rettungsdienst der BFW den Dienstablauf während der einsatzfreien Zeit. Aufgrund der fehlenden Organisationsstruktur und Organisationsentwicklung sind die Einflussmöglichkeiten begrenzt. Die Gestaltung der Freizeit unterliegt einem Dienstplanmodell, das im Vorraus festgeschrieben ist, die Urlaubsplanung wird durch die Wachabteilung vorgegeben und unterliegt einer festen, unflexiblen Planung. In der Regel besteht keine aktive Mitgestaltung an der Dienstplanung, - gestaltung sowie der Urlaubsplanung. Aufgrund fest vorgegebener, klar strukturierter Zuordnungen der Aufgaben und Aufgabenbereiche sind die berufsbezogenen Entwicklungsmöglichkeiten begrenzt.

Zu Fragestellung 3

Die hier besprochenen Ergebnisse lassen abschließend folgende bedeutsame Gedanken zu Umsetzungen in die Praxis des Rettungsdienstes zu:

1. Eine frühzeitige gesundheitsbezogene Intervention für den RD stellt der Ausbildungskontext von Rettungsassistenten und -sanitätern dar. Die Unterrichtskonzeption GERD (vgl. Schumann, 2010) ist hier erwähnenswert und stellt eine Neuerung für den Ausbildungsbereich des Rettungsdienstes dar.
2. Die Sinnhaftigkeit der ausschließlich symptombezogenen Gesundheitsprävention (z.B. Raucherentwöhnung, Stressprävention, sportliche Betätigung) scheint begrenzt und verweist auf die Nutzung der organisationalen Ressource. Die einzelbezogenen Interventionen benötigen die organsationsbezogene Verbindung um eine Nachhaltigkeit von Gesundheitsveränderungen zu ermöglichen.

7. Fazit und Ausblick

Die hier vorliegenden Ergebnisse, der statistischen Auswertung der quantitativen Querschnittsstudie zu Gesundheit im deutschen Rettungsdienst bestätigen die Notwendigkeit von Maßnahmen der Gesundheitsförderung und Prävention als auch nachhaltige Verhältnis- und Verhaltensprävention im Rettungsdienst (vgl. Gebhardt et al., 2006, Heringshausen, 2009; Hering, 2009; Schumann, 2010, Schumann 2011). Zwischen den zu vergleichenden Gruppen der Einsatzkräfte im Rettungsdienst der Berufsfeuerwehr und den Hilfsorganisationen bestehen bedeutsame Unterschiede. Es zeigt sich, dass die Tätigkeit bei einer Hilfsorganisation im Rettungsdienst gesundheitsbezogen insgesamt günstigere Auswirkungen aufzeigt. Die individuelle Arbeits- und Leistungsfähigkeit der Einsatzkräfte zu erhalten, muss oberstes Ziel einer Organisation im Rettungsdienst sein. Insbesondere vor dem Hintergrund des demographischen Wandels gewinnen sogenannte Human Ressources immer mehr an Bedeutung (ökonomischen Faktor).

Die Grundlage für einen optimalen Gesundheitszustandes ist die Adatierung an die Bedürfnisse und Vorstellungen der Einsatzkräfte und nicht umgekehrt. Organisationsklima und Organisationskultur haben bezogen auf die Gesundheit und das Wohlbefinden eine außerordentliche Bedeutung (Beerlage et al. 2007).

Aus Sicht des Autors ist der Betrachtung von Gesundheit als lebenslang gestaltbaren Prozess deutlich zuzustimmen, hierfür ist die Umsetzung der Erhöhung der Handlungskompetenz des Rettungsdienstfachpersonals in den Organisationen und

Ausbildungseinrichtungen erforderlich. Dieser Entwicklungsprozess muss in der Ausbildung von Rettungsfachkräften ansetzen. Mit der Entwicklung der Unterrichtskonzeption "GERD – Gesunde Einsatzkräfte im Rettungsdienst" (Schumann, 2010) gelang eine erste überprüfbare Veränderung in der Ausbildung des Nachwuchses im Rettungsdienst.

Um eine inhaltliche Neuausrichtung für Konzepte der Gesundheitsförderung und -prävention in der Ausbildung von Rettungsdienstfachkräften zu etablieren, ist es erforderlich, dass die Politik die gesetzlichen Voraussetzungen durch eine Novellierung des Rettungsassistentengesetzes vom 10.07.1989 schafft.

„Gesundheit ist kein Zustand, sondern ein vernetzter Prozess, der lebenslang bewusst gestaltet werden muss" (Lauterbach, 2007).

8. Literaturverzeichnis

Akerboom, S., Maes, S. (2006). Beyond demand and control. The contribution of organizational risk factors in assessing the physichological well-being of health care employees. Work & Stress. 3, 21-36.

Badelt, C. (2002). Handbuch der Nonprofitorganisation. Strukturen und Management. Stuttgart: Schäffer-Pöschel Verlag. 129-150.

Becker, P. (1994). Theoretische Grundlagen. In: Abele, A. & Becker, P. (Hrsg.). Wohlbefinden. Theorie – Empirie – Diagnostik. Weinheim, München: Juventa Verlag.

Beermann, B. (2008). Nacht- und Schichtarbeit. Ein Problem der Vergangenheit? / Bundesanstalt für Arbeitsschutz und Arbeitsmedizin. (BAuA). Dortmund, Berlin, Dresden: Wirtschaftsverlag NW (= Fb. 1068).

Beerlage, I., Arndt, D., Hering, T., Springer, S. (2007). Arbeitsbedingungen und Organisationsprofile als Determinanten von Gesundheit. Einsatzfähigkeit sowie von haupt- und ehrenamtlichen Engagement bei Einsatzkräften in Einsatzorganisationen des Bevölkerungsschutzes. 1. Zwischenbericht zum Jahresverwendungsnachweis 2006. Magdeburg, Bonn: Hochschule Magdeburg-Stendal (FH), Bundesamt für Bevölkerungsschutz und Katastrophenhilfe.

Beerlage, I., Arndt, D., Hering, T., Springer, S. (2008). Arbeitsbedingungen und Organisationsprofile als Determinanten von Gesundheit. Einsatzfähigkeit sowie von haupt- und ehrenamtlichen Engagement bei Einsatzkräften in Einsatzorganisationen des Bevölkerungsschutzes. Zwischenbericht zum Jahresverwendungsnachweis 2007. Magdeburg, Bonn: Hochschule Magdeburg-Stendal (FH), Bundesamt für Bevölkerungsschutz und Katastrophenhilfe.

Beerlage, I., Arndt, D., Hering, T., Springer, S. (2009). Arbeitsbedingungen und Organisationsprofile als Determinanten von Gesundheit. Einsatzfähigkeit sowie von haupt- und ehrenamtlichen Engagement bei Einsatzkräften in Einsatzorganisationen des Bevölkerungsschutzes. 3. Zwischenbericht zum Jahresverwendungsnachweis 2008. Magdeburg, Bonn: Hochschule Magdeburg-Stendal (FH), Bundesamt für Bevölkerungsschutz und Katastrophenhilfe.

Bengel, J. (2004). Psychologie in Notfallmedizin und Rettungsdienst. 2. Aufl. Berlin, Heidelberg, New York, Hongkong, London, Mailand, Paris, Tokio: Spinger Verlag.

Borritz, M., Kristensen, T.S. (1999). Copenhagen Burnout Inventory. Copenhagen Denmark: National Institute of Occupational Health.

Costa, G. (2003). Factors influencing health of workers and tolerance to shift work. Ergonomic Science 04, 263-288.

Destatis (2010). Statistisches Bundesamt Deutschland. Mehr als jeder Zweite in Deutschland hat Übergewicht. Pressemitteilung Nr. 194. Online unter URL: http://www.destatis.de/jetspeed/portal/cms/Sites/destatis/Internet/DE/Presse/pm/2010/06/PD10__194__239,templateId=renderPrint.psml.(30.09.2011, 22:00 MEZ).

DIN EN 13050 (2011). Rettungswesen. Begriffe. Europäische Norm, DIN Deutsches Institut für Normung e.V. Berlin: Beuth Verlag. 17.

Euroqol Group (1990). EuroQol – a new facility for the measurment of health-related quality of life. Health Policy 16. 199-208. Online unter URL.http://www.euroqol.org/eq-5d/valuation-of-eq-5d/references.html [letzter Zugriff 01.09.2011, 17:00 MEZ].

Franze, M. (2002). Zum Gegenstand persönlicher Konstrukte im Rahmen der Erforschung subjektiven Wohlbefindens. In: Europäische Hochschulschriften, Reihe VI, Psychologie, Bd. 694. Frankfurt am Main: Europäischer Verlag der Wissenschaften.

Friedel, H., Orfeld, B. (2002). Das Anforderungs-Kontroll-Modell. Psychische Belastungen am Arbeitsplatz sind einfach zu ermitteln. Die BKK. 2, 50-54.

Gebhard, Hj., Klußmann, A., Maßbeck, P., Topp, S., Steinberg, U. (2006). Sicherheit und Gesundheit im Rettungsdienst. Schriftenreihe der Bundesanstalt für Arbeitsschutz und Arbeitsmedizin. Dortmund, Berlin, Dresden: Wirtschaftsverlag NW. 69. (= FB 1068).

Hering, T. (2009). Gesunde Organisation im Rettungsdienst. Anforderung, Belastung, Stress: Individuen- und organisationsbezogene Erklärungsmodelle von Stress. Reihe Psychologie. Marburg: Tectum Verlag (= Bd. 11).

Hering, T., Beerlage, I. (2004). Arbeitsbedingungen, Belastungen und Burnout im Rettungsdienst. In: Notfall & Rettungsmedizin. Psychologie/Psychiatrie. 6/2004, Springer Verlag. S. 415-424. Online unter URL: http://www.springermedizin.de/spmblob/158030/pdfPrintArticle/3350511/arbeits bedingungen-belastungen-und-burnout-im-rettungsdienst.pdf (17.08.2011, 12:40 MEZ).

Heringshausen, G. (2011). COPSOQ Daten. Persönliche Mittelung.

Heringshausen, G. (2009). Psychophysische Gesundheit von Mitarbeitern im deutschen Rettungsdienst in Abhängigkeit von der Art des Arbeitszeitmodells. Datensatz BMI. UMIT-Private Universität für Gesundheitswissenschaften. Medizinische Informatik und Technik. Institut für Human- und Wirtschaftswissenschaften. Hall in Tirol.

Heringshausen, G., Karutz, H., Brauchle, G. (2010). Wohlbefinden, Lebenszufriedenheit und Work-Family-Konflikt bei Einsatzkräften im Rettungsdienst. In: Notfall und Rettungsmedizin. 3/2010, Springer Verlag. S.227-233.

Johnson, J.V., Hall, E.M., Theorell, T. (1989). Combined effects of job strain and sozial isolation on cardiovascular disease morbidity and mortality in a random sample oft he Swedish male working population. Scandinavian Jornal of Work

Environment Health 15. 271 – 279. Online unter URL: http://www.sjweh.fi/show_abstract.php?abstract_id=1852(25.03.2012, 11:00 MEZ).

Karasek, R.A., Theorell, T. (1990). Heathy Work: Stress, Producticitiy and the Reconstruction of Working Life. In: Hering, T. (2009). Gesunde Organisation im Rettungsdienst. Reihe Psychologie. Marburg: Tectum Verlag (= Bd. 11).

Köhler, H. (2008). Forum demographischer Wandel des Bundespräsidenten. In: Zusammenarbeit mit der Bertelsmann Stiftung (Hrsg). Online unter URL: http://www.forum-demographie.de/ (12.07.2011, 10:00 MEZ).

Kristensen, T.S., Borg, V. (2000). AMI´s sporgeskema om psykisk arbejdsmiljo. Copenhagen: National Institute of Occupational Haelth (NIOH).

Kühn, D., Luxem, J., Runggaldier, K. (2007). Gesetz über den Beruf der Rettungsasisstentin/ten. In: Rettungsdienst. München, Wien, Baltimore: Urban & Fischer Verlag. 663.

Lasogga, F., & Gasch, B. (2007). Notfallpsychologie. Lehrbuch für die Praxis. Berlin, Heidelberg: Springer Verlag.

Lauterbach, M. (2007). Gesundheit und Arbeitswelten. Individuelle Gesundheit in gesunden Organisationen. Online unter URL: http://www.hsi-heidelberg.com/foren/507/vortrag/VM01.pdf (25.03.2012, 14:00 MEZ).

Mayring, P. (1994). Erfassung subjektiven Wohlbefindens. In: A. Abele, P. Becker (Hrsg.). Wohlbefinden. Theorie – Empirie – Diagnostik (S. 51-70). Weinheim, München: Juventa.

Mühlen zur, A., Hesse, B., & Haupt, S. (2005). Arbeits- und Gesundheitsschutz für Berufstätige im Rettungsdienst. ErgoMed, 6, 176.

Nübling, M. (2011): Auszug aus der COPSOQ-Datenbank, persönliche Mitteilung. Freiburger Forschungsstelle Arbeits- und Sozialmedizin (FFAS).

Nübling, M., Stößel, U., Hasselhorn, H.-M., Michaelis, M., Hofmann, F. (2005). Methoden zur Erfassung psychischer Belastungen - Erprobung eines Messinstrumentes (COPSOQ). Schriftenreihe der Bundesanstalt für Arbeitsschutz und Arbeitsmedizin (BAuA). Fb 1058. Bremerhaven: Wirtschaftsverlag NW.

Runggaldier, K. (1997). Berufszufriedenheit des Rettungsfachpersonals. Rettungsdienst, 20. 8, 6 -15.

Schumann, H. (2010). Gesunde Einsatzkräfte im Rettungsdienst – GERD – Projekt mit Zukunft. Entwicklung einer Unterrichtskonzeption zur Gesundheitsförderung und Gesundheitsprävention in der Rettungsassistentenausbildung. München: Grin Verlag.

Schumann, H. (2011). Gesundheit von Einsatzkräften im deutschen Rettungsdienst. Ein Vergleich zwischen der Berufsfeuerwehr und den Hilfsorganisationen - Ergebnisse einer quantitativen Querschnittsstudie. Bachelorarbeit.

Stadler, P. (2006). Psychische Belastungen am Arbeitsplatz. Ursachen, Folgen und Handlung und Handlungsfelder der Prävention. Bayrisches Landesamt für Gesundheit und Lebensmittelsicherheit in Kooperation mit dem Bundesverband der Unfallkassen.

Teegen, F., & Yasui, Y. (2000). Traumaexposition und posttraumatische Belastungsstörungen beim Personal von Rettungsdiensten. In: Verhaltenstherapie und Verhaltensmedizin. 21. 1, 65 – 83.

WHO Fünf (1998). Psychiatirc Research Unit, WHO Collaborating Center for Mental Health, Fredriksborg General Hospital, DK-3400 Hillerod Online URL:http://www.who-5.org/ [letzter Zugriff 17.08.2011, 12:00].

9 Anhang

Tab. 6 : Mittelwerte der COPSOQ / WHO 5 Skalen

	RD HIOs priv./öffentl. RD N = 84	RD BF N = 69	RD Vergleichsgruppe Heringshausen 2009 N = 545	Vergleichsgruppe COPSOQ DB RD N = 881	Vergleichsgruppe COPSOQ DB alle Berufe N > 35000
Skalen: Einfluss- u. Entwicklungswicklungsöglichkeiten					
Einfluss bei der Arbeit	39,96 (17,83)	26,81 (15,64)	34,31 (18,99)	37	42
Entscheidungsspielraum	40,85 (18,79)	27,45 (13,61)	37,22 (17,88)	37	53
Entwicklungsmöglichkeiten	71,28 (14,71)	66,12 (14,55)	73,69 (15,13)	75	67
Bedeutung der Arbeit	78,08 (18,55)	73,67 (21,41)	79,89 (18,79)	82	74
Verbundenheit mit dem Arbeitsplatz	57,37 (17,41)	60,14 (19,02)	53,81 (17,86)	55	57
Skale: Outcomes					
Gesundheitszustand	79,52 (14,38)	78,70 (14,92)	76,13 (15,75)	72	71
Skale WHO Fünf					
Wohlbefinden (WHO Fünf)	65,62 (15,72)	60,23 (20,70)	59,17 (20,75)		

Anmerkung: N (gültige Fallzahl), Mittelwert (auf Skala 0 -100)

Quellen: Schumann (2011) eigene Datenerhebung, Heringshausen (2011): persönliche Mitteilung, Nübling (2011): Auszug aus der COPSOQ-Datenbank, persönliche